T. Karthikeyan

# Impacto da exposição aos media sociais na ansiedade e depressão dos estudantes

T. Karthikeyan

# Impacto da exposição aos media sociais na ansiedade e depressão dos estudantes

Fisioterapia

ScienciaScripts

**Imprint**



Cover image: www.ingimage.com

This book is a translation from the original published under ISBN 978-620-6-77261-3.

Publisher:
Sciencia Scripts
is a trademark of
Dodo Books Indian Ocean Ltd. and OmniScriptum S.R.L publishing group

120 High Road, East Finchley, London, N2 9ED, United Kingdom
Str. Armeneasca 28/1, office 1, Chisinau MD-2012, Republic of Moldova, Europe
Printed at: see last page
**ISBN: 978-620-7-85288-8**

**Dr. T.Karthikeyan , MPT, PhD., D.LITT (Fisioterapia)**

(Fitness, testes físicos, especialista em prescrição)
(Proeminente Acadêmico, Pesquisador Educador em Cuidados de Reabilitação Funcional),
Professor Associado/Ex-Presidente (Fisioterapia/Farmácia)/Reitor de Bem-Estar Estudantil
Departamento de Fisioterapia
Universidade Gurugram (uma universidade governamental estadual)
Setor 51
Jardins Mayfield
Gurugrama-122003
Hariana
Índia
Celular: - +91- 9448343356, E-mail : -
karthik_77in@yahoo.co.in
dr.t.karthikeyan@gurugramuniversity.ac.in ,
drkarthiknimhans@gmail.com

## RECONHECIMENTO

Sou grato a Deus, que por sua imensurável e infinita graça me permitiu concluir esta empreitada. Desejo expressar meus sinceros agradecimentos e reconhecer a valiosa assistência recebida de todos aqueles que me ajudaram durante todo o período de meu estudo.

Gostaria de expressar sinceros agradecimentos e profunda gratidão ao meu guia

Dr. JYOTI, por sua orientação especializada, incentivo e imenso apoio durante todo o trabalho de dissertação. Desejo expressar-lhe a minha gratidão por ter generosamente disponibilizado o seu tempo e esforço, a sua ajuda incondicional e as palavras de encorajamento que serviram de força motriz para o seu estudo.

Desejo expressar sincero apreço e gratidão à minha família pelo apoio e incentivo incondicionais .

Meus sinceros agradecimentos ao meu amigo Sumit, Yogesh, pelo incentivo constante e pela ajuda demonstrada ao longo do estudo.

Por último, mas não menos importante, gostaria de agradecer a todos os sujeitos do meu estudo, sem cuja cooperação esta tarefa teria sido impossível.

É com enorme prazer que apresento esta dissertação e agradeço de coração a todos que me ajudaram neste estudo.

**Mohd. IRSHAD**

# DEDICAÇÃO

Dedicado à

Deus Todo-poderoso

me concedeu

suas bênçãos e meus professores

que deu oportunidade e

para os meus pais

que reforçaram e fortaleceram

meu esforço através do amor, apoio

e orientação constante

# TABELA DE CONTEÚDO

# CAPÍTULO 1
# INTRODUÇÃO

# INTRODUÇÃO

Muitos usuários de mídia social incorporaram isso em suas rotinas regulares. Globalmente, 2,31 mil milhões de pessoas utilizaram as redes sociais em 2016 [1]. À medida que o número de utilizadores cresce, as redes sociais têm impactado muitos aspectos da nossa vida quotidiana, incluindo o emprego, a política, a comunicação com amigos e estranhos e a forma como obtemos e divulgamos informações [2]. Numerosos estudos foram realizados para examinar como as mídias sociais são usadas e como elas afetam nossa saúde e qualidade de vida.

A sua relação com a saúde psicossocial e o bem-estar geral foi investigada em diversas pesquisas, mas os resultados produziram conclusões mistas. De acordo com uma revisão, o uso da Internet pode aumentar o risco de danos, isolamento social, cyberbullying e depressão, ao mesmo tempo que ajuda a aumentar a percepção de apoio social e capital social [3]. Resultados mistos semelhantes foram encontrados em outra avaliação da relação entre o uso de mídias sociais e tristeza e ansiedade [4].

As redes sociais são uma atividade na Internet gerada pelos utilizadores, onde os utilizadores podem aceder a conteúdos que lhes são benéficos (Nasrullah, 2015). De acordo com o Pushat Kajian Komunikasi Universitas Indonesia (2015), 75% dos utilizadores da Internet na Indonésia visitam regularmente as redes sociais. Os utilizadores da Internet na Indonésia navegam nas redes sociais, em média, mais de uma vez por dia durante 1 a 3 horas ( Bidjuni & Wowiling , 2015).

O uso das mídias sociais tem efeitos positivos e negativos. As redes sociais têm uma influência benéfica, pois facilitam a comunicação com inúmeras pessoas, melhorando as conexões e eliminando limitações de distância e tempo. Também oferece uma plataforma conveniente para a autoexpressão, promove a rápida disseminação de informações e reduz despesas. A partilha generalizada de notícias relacionadas com a Covid-19 através das redes sociais, juntamente com informações académicas, pode levar à exaustão das redes sociais entre os estudantes, uma vez que é difícil controlar a propagação de tais informações.

A exposição excessiva às redes sociais durante um período prolongado pode ter um impacto no bem-estar mental dos jovens. Quando misturado com análises e informações imprecisas, tem o potencial de causar preocupação entre grandes grupos de pessoas. Por outro lado, transtornos mentais comuns, como ansiedade e depressão, podem ser provocados por dificuldades e pressões.

Ansiedade e depressão são os dois transtornos de saúde mental mais comuns em todo o mundo. Cerca de 322 milhões de pessoas, ou cerca de 4,4% da população mundial, sofreram de depressão em 2015. Além disso, acredita-se que a depressão seja o principal contribuinte para problemas de saúde não fatais, representando 7,5% (ou 50 milhões) de todos os anos com uma deficiência em todo o mundo. Além disso, 3,6% da população tem um transtorno de ansiedade diagnosticado. Ansiedade e depressão são as condições de saúde mental mais comuns entre adolescentes [6]. Nos últimos 25 anos, a ansiedade e a depressão tornaram-se 70% mais prevalentes. Além disso, esses dois distúrbios podem coexistir com outras condições médicas e frequentemente o fazem como comorbidades [8]. A depressão e a ansiedade podem ter efeitos negativos, como conexões sociais prejudicadas e um risco aumentado de abuso de substâncias, problemas mentais e suicídio. O suicídio está listado entre as 20 principais causas de morte nos Estados Unidos. Além das despesas incorridas pelos próprios indivíduos, o fardo económico destas doenças deve-se em grande parte às condições de saúde relacionadas. O desempenho no trabalho e a produtividade económica da força de trabalho foram reduzidos devido aos efeitos negativos destas duas condições (referindo-se às fontes 13 e 14). Empregamos dois conjuntos de dados principais em nossa análise: o primeiro conjunto de dados especifica as datas em que o Facebook foi introduzido em 775 faculdades dos EUA; a segunda consiste no universo de respostas a dezessete ondas consecutivas do National College Health Assessment (NCHA), a pesquisa mais abrangente sobre a saúde física e mental dos estudantes disponível na época da expansão do Facebook.

Nossa análise se baseia em um projeto de pesquisa generalizado de diferenças em diferenças, onde uma das dimensões de variação é a faculdade que o aluno frequenta, e a outra dimensão é se o aluno respondeu à pesquisa antes ou depois da introdução do Facebook em sua escola. deitar . Sob uma suposição de tendências paralelas , a variação da onda universitária por pesquisa gerada pela introdução acentuada, mas escalonada, do Facebook nos permite obter estimativas causais da introdução do Facebook na saúde mental dos estudantes. Nossa estratégia empírica nos permite descartar vários fatores de confusão: primeiro, diferenças específicas da faculdade fixadas no tempo (por exemplo, estudantes de faculdades mais exigentes academicamente podem ter pior saúde mental basal do que estudantes de faculdades menos exigentes); segundo, diferenças ao longo do tempo que afectam todos os estudantes de forma semelhante (por exemplo, certas flutuações macroeconómicas); terceiro, as tendências de saúde mental que afetam as faculdades em diferentes grupos de expansão do Facebook de forma diferenciada, mas suave (por exemplo, as faculdades onde o Facebook foi lançado mais cedo podem estar em tendências lineares diferentes em termos de saúde mental das faculdades onde o Facebook foi lançado mais tarde).1 Também abordamos preocupações econométricas recentes com projetos escalonados de pesquisa de diferenças em diferenças, mostrando robustez ao uso de uma variedade de estimadores alternativos.2 Por último, complementamos a estratégia de diferenças em diferenças com uma especificação que explora a variação no tempo de exposição ao Facebook entre estudantes dentro de uma faculdade e onda de pesquisa e que, portanto, não depende de nossa suposição básica de tendências paralelas em nível universitário para identificação [9]

**depressão**

Depressão. A depressão foi avaliada usando o Índice de Bem-Estar Chinês (OMS-5), que consiste em itens de palavras positivas que refletem a presença ou ausência de bem-estar, em vez de sintomatologia depressiva. Os participantes foram solicitados a relatar a existência desses sentimentos positivos nas últimas 2 semanas em uma escala de 6 pontos que variava de todas as vezes (5 pontos) a nenhuma vez (0 pontos). Pontuações que somam menos de 13 indicam depressão (Centro Colaborador da OMS em Saúde Mental, 2020). A depressão pode ser medida de várias maneiras, e a OMS-5 é considerada eficaz[ 10]

**Ansiedade**

Transtornos de ansiedade. A ansiedade pode ser avaliada por meio de uma escala de transtorno de generalização (GAD-7) (Xu dan Chen, 2018), que consiste em 7 sintomas. Os participantes foram questionados com que frequência foram perturbados por cada sintoma durante as últimas 2 semanas. As opções de resposta são "de jeito nenhum", "vários dias", "mais de meio dia" e "quase todos os dias", cada uma recebendo uma pontuação de 0, 1, 2 e 3. Uma pontuação de 10 ou mais é o ponto de corte que faz sentido para identificar casos de ansiedade[ 12]

**Fator de risco de depressão e ansiedade**

1. Uso excessivo de telefones celulares

2. Aumento de estresse

3 transtorno de saúde mental

5 drogas ou álcool

6. Trauma

**SINTOMAS**

1. suor
2. tremor
3. sentir-se fraco ou cansado
4. sentir-se nervoso e inquieto
5. sentir-se triste
6. sentir-se irritado

# FINALIDADE E OBJETIVO DO ESTUDO

**Mirar**

Verificar a exposição nas mídias sociais sobre transtorno de ansiedade e depressão entre estudantes

**LENTES**

O objetivo principal deste estudo é coletar dados sobre a frequência de transtorno de ansiedade e depressão entre estudantes do sexo masculino devido à exposição diária nas redes sociais.

Determinar a prevalência de transtorno de ansiedade e depressão entre estudantes do sexo masculino na faixa etária de 18 a 25 anos devido à exposição diária nas mídias sociais.

Estudar o impacto do transtorno de ansiedade e depressão entre estudantes do sexo masculino na sua qualidade de vida

**HIPÓTESE PROPOSTA**

**Hipótese alternativa** Existe uma relação significativa entre o efeito da exposição nas redes sociais no transtorno de ansiedade e depressão entre estudantes (estudante do sexo masculino de 18 a 25 anos)

**Hipótese nula de que não** há relação significativa do efeito da exposição às mídias sociais no transtorno de ansiedade e depressão entre estudantes (homens de 18 a 25 anos )

# CAPÍTULO 2
# REVISÃO DE LITERATURA

- Um estudo foi conduzido por radiah Abdul Ghani1*, Nur Sarah Nabila Abd Nadzir1, Hanisah Mohd Noor 2: A depressão é uma questão vital para se preocupar porque se prevê que seja um dos principais problemas de saúde que a Malásia enfrentará nos próximos anos. A mídia social emergiu como um dos principais contribuintes para a depressão devido ao aumento do uso da tecnologia na sociedade moderna. Portanto, este estudo teve como objetivo investigar a associação entre o uso de mídias sociais e depressão entre estudantes do IIUM. Métodos: Este estudo transversal envolveu 227 alunos do IIUM Kuantan de três Kulliyyahs ; Kulliyyah de Ciências Aliadas da Saúde (KAHS), Ciências (KOS) e Odontologia (KOD). Foi aplicada amostragem de conveniência e distribuídos questionários autoaplicáveis . Os dados foram analisados por meio do Statistical Package Software for Social Sciences (SPSS), onde foram aplicadas tabela descritiva de frequência, teste U de Mann-Whitney, teste de Kruskal-Wallis e teste de Correlação. Resultados: Este estudo indicou que o nível de depressão relacionada às mídias sociais entre os estudantes de kulliyyah selecionados no IIUM Kuantan era baixo (n = 61, 26,9%). A insatisfação com a imagem corporal, o assédio online, os distúrbios do sono e a autoestima elevada foram significativamente associados à baixa depressão. Os fatores sociodemográficos, que são os tipos de kulliyyah e o trabalho a tempo parcial, estiveram significativamente associados à depressão, com valor p de 0,002 e 0,012, respetivamente.

- Um estudo foi conduzido por aris Widiyanto1, Asruria Sani Fajriah2, Joko Tri Atmojo1, Rina Tri Handayani1, Lidia Ekiq Kurniavie 3 A OMS designou a Covid-19 como uma pandemia, o que tem um efeito na saúde mental quando as pessoas ficam presas em casa e é não se sabe quando termina a regra do distanciamento social. Isto afeta a qualidade da aprendizagem dos alunos que enfrentam fatores estressantes ao lidar com o material das aulas e à exposição às informações da Covid-19 nas redes sociais. Este estudo tem como objetivo prever o efeito da exposição nas redes sociais sobre a depressão e os transtornos de ansiedade em estudantes de saúde diante da pandemia de Covid-19: Esta pesquisa é um estudo transversal com uma amostra de estudantes com especialização em saúde na Indonésia, em maio de 2020. Os dados foram coletados por meio de questionário por meio de pesquisa online. Os dados foram analisados por meio de regressão logística multivariada com Stata 13. Resultado: Os resultados do estudo revelaram que houve um efeito significativo da exposição às mídias sociais na depressão (OR = 1,64; IC 95% = 1,05 hingga 2,57; p = 0,031) e transtornos de ansiedade (OR=1,64; IC 95%=1,18 a 3,40; p=0,008) no enfrentamento da pandemia de Covid-19 A exposição às mídias sociais durante esta pandemia pode aumentar o risco de depressão e transtornos de ansiedade em estudantes universitários. Assim, espera-se que os alunos também precisem conhecer os passos para se protegerem do estresse excessivo e do pânico em meio ao surto de Covid-19: Redes Sociais , Depressão, Ansiedade, Covid-19

- Um estudo foi realizado betul Keles Embora se tornem inextricáveis em nossas vidas diárias, as mídias sociais online são responsabilizadas pelo aumento dos problemas de saúde mental em pessoas mais jovens. Esta revisão sistemática sintetizou evidências sobre a influência do uso das mídias sociais na depressão , ansiedade e sofrimento psicológico em adolescentes. Uma pesquisa nas bases de dados PsycINFO, Medline, Embase, CINAHL e SSCI identificou 13 estudos elegíveis, dos quais 12 eram transversais. Os resultados foram classificados em quatro domínios de mídia social: tempo gasto, atividade, investimento e vício. Todos os domínios se correlacionaram com depressão, ansiedade e sofrimento psicológico. No entanto, existem advertências consideráveis devido a limitações metodológicas do desenho transversal, amostragem e medição

- A maioria dos estudos que relataram os efeitos adversos do uso das mídias sociais (SM) na saúde mental foram realizados em adolescentes. Além disso, tais estudos utilizaram frequência ou duração como único indicador do uso de SM. O presente estudo tem como objetivo relacionar o uso de SM (frequência, duração e investimento emocional) com ansiedade, depressão e autoestima em estudantes universitários. Neste estudo transversal, adaptamos uma técnica de amostragem não probabilística por conveniência. Os dados de 893 universitários foram coletados por meio de questionários, que foram desenvolvidos em formulários do Google e seus links foram compartilhados em grupos de redes sociais. As ferramentas de estudo utilizadas foram Escala Hospitalar de Ansiedade e Depressão , escala de autoestima de Rosenberg, subescala Integração Social e Conexão Emocional da Escala de Integração de Uso de Mídias Sociais. Registramos variáveis para uso geral de SM (volume e frequência), uso específico de SM noturno, investimento emocional em SM, ansiedade, depressão e níveis de autoestima. Com base nas pontuações alcançadas nas variáveis do SM, os dados dos participantes foram classificados em diferentes quartis. Encontramos uma correlação positiva significativa do investimento emocional no SM com a ansiedade (r = 0,71; valor de $p < 0{,}001$) e a depressão (r = 0,72; $p$ - valor 0,003). Os resultados da ANOVA unidirecional revelaram escores de ansiedade e depressão significativamente aumentados ( valor $p$ 0,03 e 0,02, respectivamente) no quartil quatro versus quartil um. A probabilidade ou probabilidade de estar ansioso e deprimido aumentou significativamente por fatores de 1,76 e 1,48, respectivamente, com aumento por unidade no investimento emocional em SM.

- Um estudo foi conduzido por Hilal perlak Durante o período de pandemia de COVID-19, o nível de ansiedade e a duração do uso das mídias sociais aumentaram em estudantes universitários . Este estudo teve como objetivo examinar a relação entre a ansiedade do coronavírus e o vício em mídias sociais em estudantes universitários. na Turquia. Os dados foram coletados on-line por meio do Formulário de Dados Sociodemográficos, da Escala de Ansiedade do Coronavírus Short Form e da Escala de Dependência de Redes Sociais. Os dados foram analisados usando análise de variância unidirecional, teste *U de Mann-Whitney, análise de correlação de Pearson, análise qui-quadrado e* análise de regressão linear múltipla. Os resultados mostraram que o escore médio de ansiedade por coronavírus foi maior em homens do que em mulheres. O vício nas redes sociais aumentou à medida que aumentou o tempo diário gasto pelos alunos nas redes sociais. Foi encontrada uma correlação positiva entre o tempo diário gasto nas redes sociais antes da pandemia e o uso das redes sociais durante a pandemia. Concluiu-se que os alunos usam mais as redes sociais durante a pandemia do que antes dela e que o vício nas redes sociais aumenta à medida que aumenta a ansiedade dos alunos em relação ao coronavírus

- Um estudo foi conduzido por Ariel Shensa , Jaime E Sidani , Mary Amanda Dew, César G Escobar-Viera, Brian A Primack 2018 Os indivíduos usam as mídias sociais com quantidade variável, apego emocional e comportamental que pode ter associações diferenciais com resultados de saúde mental. Neste estudo, procuramos identificar padrões distintos de uso de mídias sociais (SMU) e avaliar associações entre esses padrões e sintomas de depressão e ansiedade. Em outubro de 2014, uma amostra nacionalmente representativa de 1.730 adultos norte-americanos com idades entre 19 e 32 anos respondeu a uma pesquisa on-line. A análise de cluster foi utilizada para identificar padrões de SMU. A depressão e a ansiedade foram medidas usando as respectivas escalas de 4 itens do Sistema de Informação de Medição de Resultados Relatados pelo Paciente (PROMIS). Modelos de regressão logística multivariável foram utilizados para avaliar associações entre participação em cluster e depressão e ansiedade. A análise de cluster produziu uma solução de 5 clusters.

- Um estudo foi conduzido por Shannon R Kanney em 2018. Estudantes universitários com ansiedade e sintomatologia depressiva enfrentam risco crescente de consequências negativas relacionadas ao álcool. Embora esteja bem estabelecido que as percepções normativas dos comportamentos de consumo de álcool dos pares proximais influenciam os comportamentos de consumo dos próprios alunos , não está claro como o estado de saúde mental impacta esta associação. No presente estudo, examinamos relações transversais entre ansiedade e humor deprimido, comportamentos de consumo percebidos e atitudes de colegas importantes, e consumo de álcool no último mês e problemas relacionados em uma rede social de estudantes universitários do primeiro semestre. Os participantes ( $N$ = 1.254, 55% mulheres, 47% brancos não-hispânicos) eram estudantes do primeiro ano residentes no campus de uma única universidade que completaram uma pesquisa baseada na web avaliando o uso de álcool, saúde mental e conexões sociais entre estudantes do primeiro ano. colegas estudantes. Modelos de autocorrelação de rede foram usados para examinar as associações independentes e interativas entre a saúde mental e as percepções do consumo de álcool por pares próximos sobre os resultados do consumo de álcool, controlando variáveis importantes. A saúde mental interagiu com as percepções para prever os resultados do consumo de álcool nos últimos meses, de modo que maior ansiedade e maiores percepções de que os colegas bebem muito foram associadas a mais bebidas consumidas e consequências, e maior depressão e percepções foram associadas a mais bebidas consumidas, frequência de consumo excessivo e consequências. Atitudes que os colegas aprovam em relação ao consumo excessivo de álcool foram associadas a mais bebidas consumidas e à frequência de consumo excessivo de álcool entre estudantes com humor deprimido mais baixo (vs. mais alto)

- Um estudo foi conduzido por Madison T. Kohler, Imani N. Turner e Gregory D. Webster. O presente experimento examinou até que ponto contas focadas na aparência no Instagram (uma plataforma de mídia social de compartilhamento de fotos) influenciam negativamente o humor e os níveis de ansiedade das pessoas . Alunos de graduação da Universidade da Flórida (N = 81, idades entre 18 e 30 anos, M = 19,07, DP = 1,56) foram designados aleatoriamente para percorrer contas do Instagram com fotos conscientes da imagem (contas de fitness, modelos e blogs de beleza) ou fotos de controle (contas de comida, natureza, decoração). Antes (Tempo 1) e depois (Tempo 2) da manipulação experimental, os participantes completaram medidas de humor e ansiedade baseadas no estado, e uma medida única de ansiedade-traço. Controlando as medidas do Tempo 1, os resultados da regressão mostraram que a visualização de fotos de relatos com consciência de imagem estava relacionada à diminuição do humor positivo e ao aumento do humor negativo e da ansiedade no Tempo 2. Análises exploratórias mostraram que pessoas com menor ansiedade-traço eram especialmente suscetíveis a sentir mais ansiedade-estado. depois de ver fotos com imagem consciente. Essas descobertas avançam a teoria, sugerindo que a dinâmica da ansiedade traço-estado é importante para entender como as pessoas reagem ao ver contas do Instagram preocupadas com a imagem. Além disso, uma teoria de comparação social de visualização on-line de fotos conscientes da imagem deve integrar informações sobre as reações de curto prazo das pessoas (estados, humores) e predisposições de longo prazo (características, diferenças individuais). Declaração de relevância para políticas públicas

Esta pesquisa examinou os efeitos da visualização de imagens de contas do Instagram de blogs de fitness, modelos e beleza (vs. imagens de controle) nas mudanças no humor e na ansiedade do estado de estudantes universitários. Os alunos que visualizaram contas do Instagram conscientes da imagem (vs. controle) relataram diminuições no humor positivo e aumentos no humor negativo e na ansiedade-estado, que dependiam de seu traço de ansiedade. A dinâmica de características de estado desempenha um papel na comparação social de fotos com consciência de imagem. Palavras-chave: Instagram; mídia social ; comparação Social; Fitspiração; Humor; Ansiedade

- Um estudo foi conduzido por md saidul Islam 2021 O uso de smartphones e mídias sociais é parte integrante de nossa vida diária. Atualmente, o impacto do uso excessivo de smartphones e de redes sociais durante a pandemia de COVID-19 é pouco compreendido. O presente estudo teve como objetivo investigar o uso problemático de smartphones (PSPU) e o uso problemático de mídias sociais (PSMU) entre estudantes universitários de Bangladesh durante a pandemia de COVID-19 . Um estudo transversal foi realizado envolvendo 5.511 estudantes universitários de Bangladesh (homens : 58,9%; idade média: 21,2 anos [ *DP* = 1,7]; faixa etária: 18–25) durante o distanciamento social na pandemia de COVID-19 (julho de 2020). Uma pesquisa autorrelatada contendo questões sociodemográficas, estilo de vida e atividades de quarentena domiciliar, juntamente com quatro escalas psicométricas, foi preenchida pelos participantes. As pontuações médias do PSPU e PSMU foram 20,8 ± 6,8 (em 36) e 14,7 ± 4,8 (em 30). Com base em uma análise de regressão hierárquica, o PSPU e o PSMU foram positivamente associados à menor idade, sono insatisfatório, uso de mídias sociais, assistir televisão, ansiedade e depressão. Além disso, a PSMU estava associada a ser mulher, viver com família nuclear, ter residência urbana, praticar exercícios físicos irregulares, baixo envolvimento com estudos acadêmicos e evitar atividades remuneradas, ser homem, ser casado, viver com família de baixa renda e consumir álcool estavam ligados ao PSMU. As descobertas indicam que o PSPU e o PSMU estavam ligados ao mau bem-estar psicológico (ou seja, ansiedade e depressão) e outros factores (especialmente idade mais baixa, sono deficiente) durante a pandemia, sugerindo ainda a necessidade de intervenções, incluindo programas de conscientização entre estudantes universitários.

# CAPÍTULO 3
# METODOLOGIA

## METODOLOGIA

DE ESTUDO : - Estudo de pesquisa

DO ESTUDO : - Gurugram

TAMANHO DA AMOSTRA : - 50

DE AMOSTRAGEM : - Amostragem Aleatória Simples

**INCLUSIVO E EXCLUSIVO**

**CRITÉRIO DE INCLUSÃO**

Idade: - 18-25 anos

Gênero: - Somente masculino

**CRITÉRIO DE EXCLUSÃO**

Idade: acima de 25 anos

Gênero: - Mulheres Trabalham em casa Deficiência

**PARTICIPANTES**

Um total de cinquenta alunos expostos à mídia

**procedimento**

Os assuntos para o estudo foram abordados. Eles foram revisados quanto aos critérios de inclusão e exclusão e selecionados de acordo. Os participantes foram informados sobre a importância do estudo. Os participantes foram explicados sobre o procedimento.

Os sujeitos foram solicitados a preencher o formulário de consentimento antes do início do procedimento. Foi-lhes explicado que a sua participação no estudo é voluntária e que podem desistir a qualquer momento. O consentimento informado foi assinado pelos participantes. Os dados demográficos foram registrados e a altura e o peso foram solicitados e registrados aos participantes.

**Fluxograma** :

Os participantes foram contatados.

Eles foram selecionados quanto aos critérios de inclusão e exclusão. Eles foram informados sobre a importância do estudo. Eles estavam familiarizados com o procedimento.

O consentimento informado foi obtido.

Dados demográficos foram registrados.

Os participantes foram convidados a preencher o questionário.

## MATERIAIS E MÉTODOS

50 Indivíduos saudáveis, apenas estudantes do sexo masculino selecionados com idade entre 18 e 25 anos , tendo efeito nas redes sociais.

Todos os alunos preencheram um questionário sobre o efeito da exposição nas mídias sociais no transtorno de ansiedade e depressão entre os alunos

MEDIDAS DE RESULTADO:

Efeito da exposição nas redes sociais no transtorno de ansiedade e depressão entre estudantes

inclui questionário de 2 seções.

A Seção - A inclui dados demográficos, a Seção B inclui o efeito do transtorno de ansiedade e depressão por exposição às mídias sociais entre os alunos.

## ANÁLISE DE DADOS

O estudo incluiu um total de 50 participantes do sexo masculino. A faixa etária do sujeito varia de 18 a 25 anos. Para um teste qui-quadrado, um valor p menor ou igual ao seu nível de significância indica que há evidências suficientes para concluir que a distribuição observada não é igual à distribuição esperada. Podemos concluir que existe uma relação entre as variáveis categóricas. Um resultado de teste estatisticamente significativo ($P \leq 0{,}05$) significa que a hipótese de teste é falsa ou deve ser rejeitada. Valor de AP maior que 0,05 significa que nenhum efeito foi observado. Os testes qui-quadrado são frequentemente usados para testar hipóteses. A estatística qui-quadrado compara o tamanho de quaisquer discrepâncias entre os resultados esperados e os resultados reais, dado o tamanho da amostra e o número de variáveis na relação.

Estas são as etapas básicas, quer você esteja realizando um teste de adequação ou um teste de independência:

• Criar uma tabela das frequências observadas e esperadas;

• Utilize a fórmula para calcular o valor do qui-quadrado;

• Encontrar o valor crítico do qui-quadrado usando uma tabela de valores do qui-quadrado ou software estatístico;

• Determinar se o valor do qui-quadrado ou o valor crítico é o maior dos dois;

• Rejeite ou aceite a hipótese nula.

# CAPÍTULO 4
# RESULTADOS

**Resultados:**

Tabela 1. Distribuição da prevalência de transtorno de ansiedade e depressão entre estudantes do sexo masculino devido à exposição diária nas redes sociais

| Nas últimas duas semanas, com que frequência você se sentiu incomodado pelos seguintes problemas? [Sentindo-se nervoso, ansioso ou nervoso] | | | | |
|---|---|---|---|---|
| | Frequência | Por cento | Qui quadrado | valor p |
| de jeito nenhum | 22 | 44 | 8.04 | 0,045(NS) |
| Muitos dias | 16 | 32 | | |
| Mais de meio dia | 7 | 14 | | |
| Quase todos os dias | 5 | 10 | | |

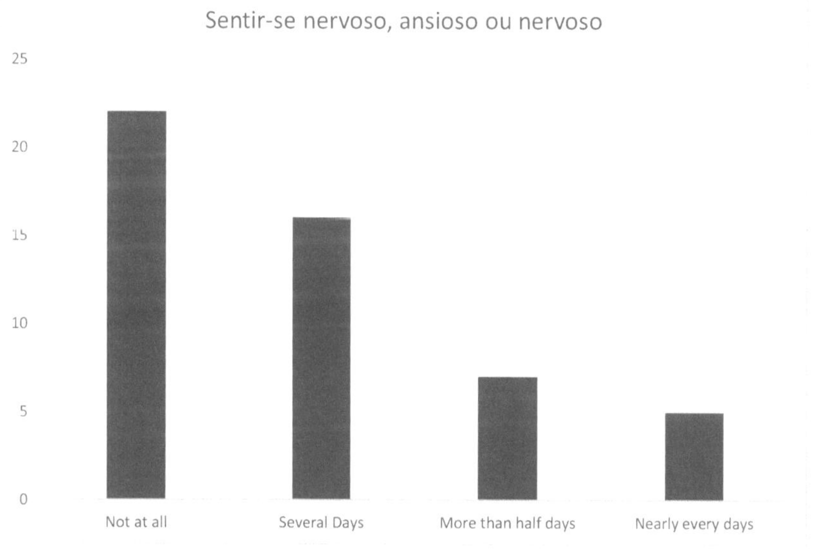

Mesa 2. Distribuição da prevalência de transtorno de ansiedade e depressão entre estudantes do sexo masculino devido à exposição diária nas redes sociais

| Nas últimas duas semanas, com que frequência você se sentiu incomodado pelos seguintes problemas? [Preocupar-se muito com coisas diferentes] | | | | |
|---|---|---|---|---|
| | Frequência | Por cento | Qui quadrado | valor p |
| de jeito nenhum | 10 | 20 | 3.16 | 0,368(NS) |
| Muitos dias | 18 | 36 | | |
| Mais de meio dia | 15 | 30 | | |
| Quase todos os dias | 7 | 14 | | |

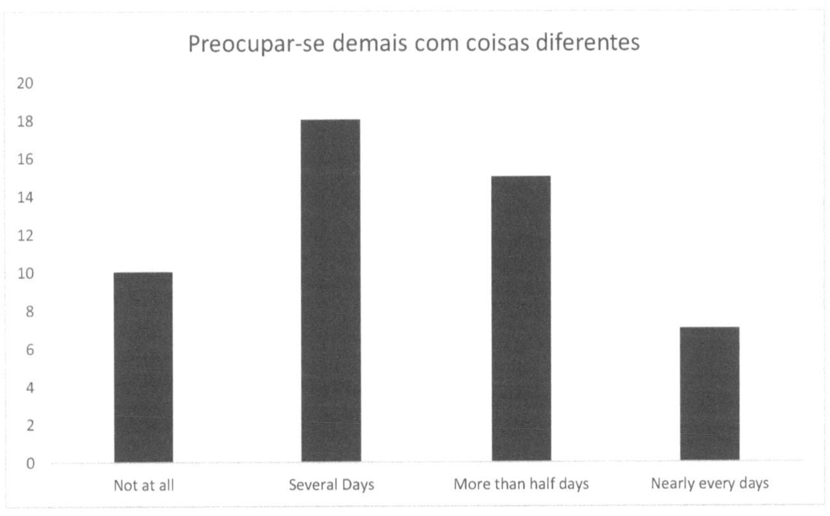

Tabela 3. Distribuição da prevalência de transtorno de ansiedade e depressão entre estudantes do sexo masculino devido à exposição diária nas redes sociais

| Nas últimas duas semanas, com que frequência você se sentiu incomodado pelos seguintes problemas? [Problema para relaxar] | | | | |
|---|---|---|---|---|
| | Frequência | Por cento | Qui quadrado | valor p |
| de jeito nenhum | 14 | 28 | 4.22 | 0,239(NS) |
| Muitos dias | 14 | 28 | | |
| Mais de meio dia | 17 | 34 | | |
| Quase todos os dias | 5 | 10 | | |

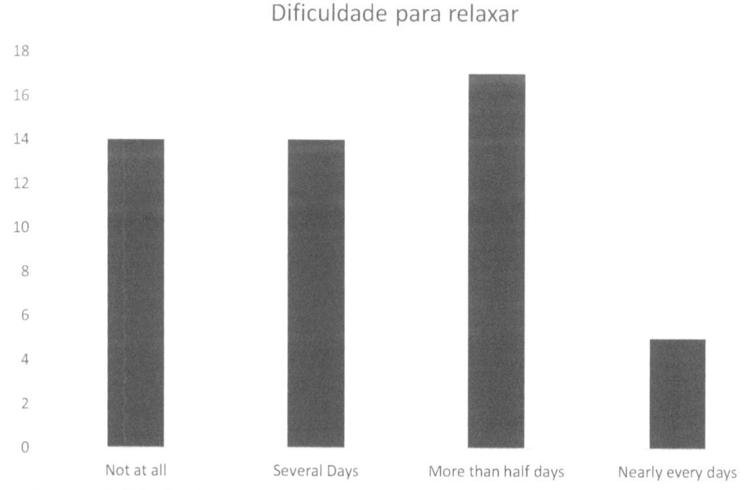

Tabela.4. Distribuição da prevalência de transtorno de ansiedade e depressão entre estudantes do sexo masculino devido à exposição diária nas redes sociais

| Nas últimas duas semanas, com que frequência você se sentiu incomodado pelos seguintes problemas? [Ficando facilmente irritado ou irritado] | | | | |
|---|---|---|---|---|
| | Frequência | Por cento | Qui quadrado | valor p |
| de jeito nenhum | 12 | 24 | 8.06 | 0,045(NS) |
| Muitos dias | 15 | 30 | | |
| Mais de meio dia | 20 | 40 | | |
| Quase todos os dias | 3 | 6 | | |

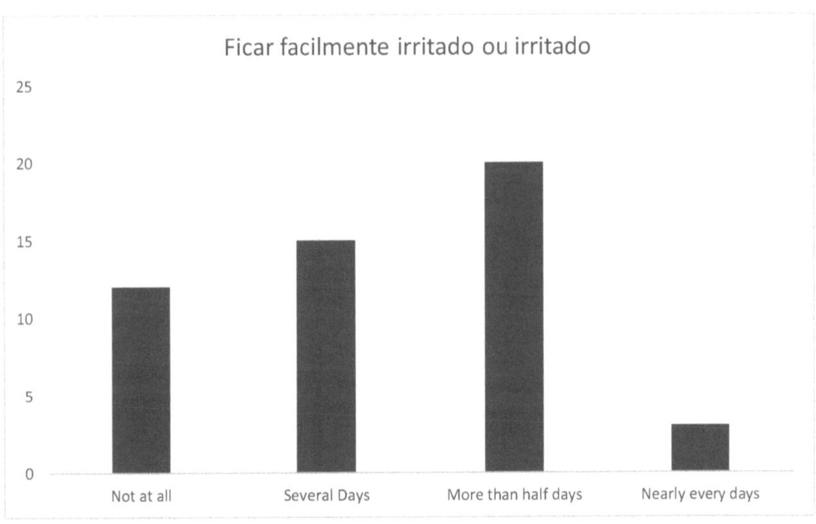

Tabela.5. Distribuição da prevalência de transtorno de ansiedade e depressão entre estudantes do sexo masculino devido à exposição diária nas redes sociais

| Sentir medo, como se algo terrível pudesse acontecer | | | | |
|---|---|---|---|---|
| | Frequência | Por cento | Qui quadrado | valor p |
| de jeito nenhum | 12 | 24 | 4,81 | 0,186(NS) |
| Muitos dias | 19 | 38 | | |
| Mais de meio dia | 14 | 28 | | |
| Quase todos os dias | 5 | 10 | | |

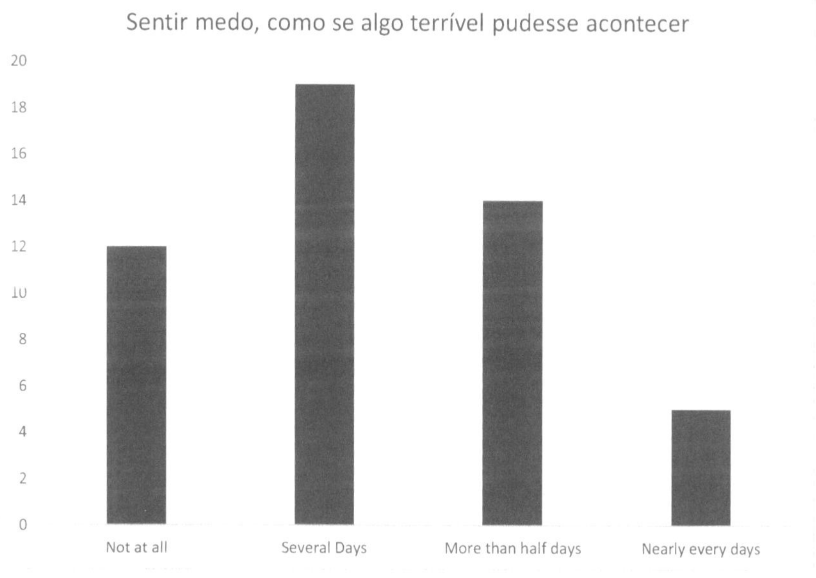

Tabela.6. Distribuição da prevalência de transtorno de ansiedade e depressão entre estudantes do sexo masculino devido à exposição diária nas redes sociais.

| Se você verificou algum problema, até que ponto ele dificultou para você realizar seu trabalho, cuidar das coisas de casa ou conviver com outras pessoas? | | | | |
|---|---|---|---|---|
| | Frequência | Por cento | Qui quadrado | valor p |
| Não é nada difícil | 15 | 30 | 7.11 | 0,029* |
| Um pouco difícil | 28 | 56 | | |
| Muito difícil | 7 | 14 | | |

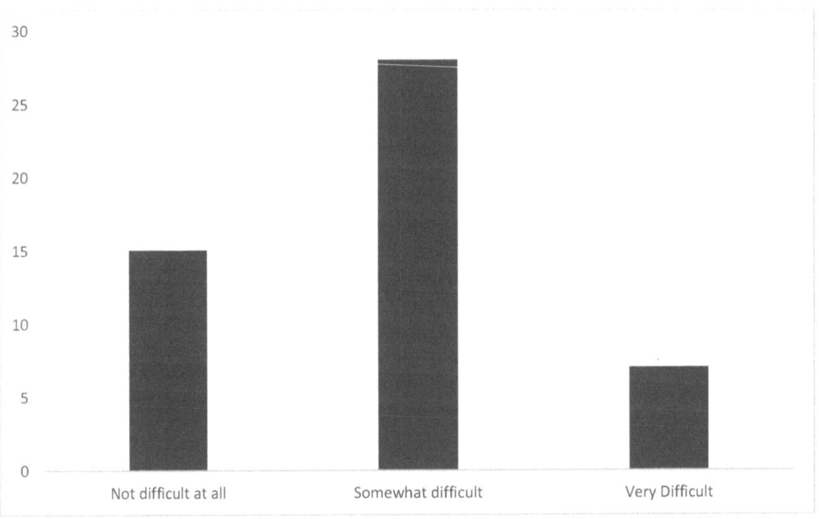

Tabela.7. Distribuição da prevalência de transtorno de ansiedade e depressão entre estudantes do sexo masculino devido à exposição diária nas redes sociais

| Ansiedade | Frequência | Por cento | Qui quadrado | valor p |
|---|---|---|---|---|
| Ansiedade Mínima | 15 | 30 | 1,58 | 0,664(NS) |
| Ansiedade leve | 16 | 32 | | |
| Ansiedade moderada | 10 | 20 | | |
| Ansiedade severa | 9 | 18 | | |

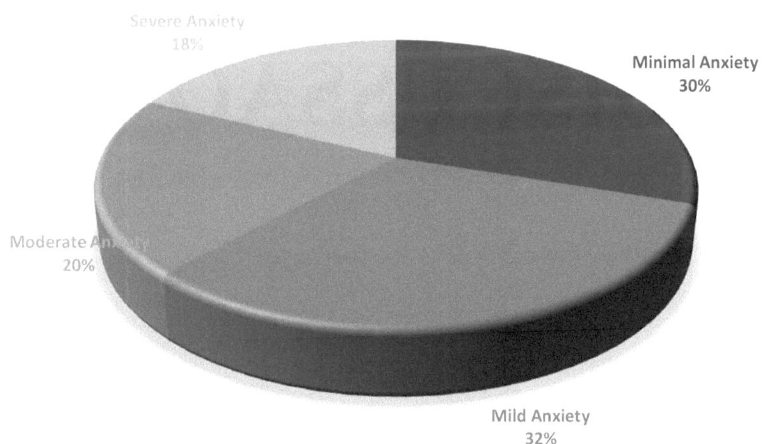

# CAPÍTULO 5
# DISCUSSÃO

Globalmente, há um reconhecimento crescente do efeito das condições de saúde mental nas populações trabalhadoras. Os marítimos estão entre os trabalhadores ocupacionais com maior risco de resultados adversos de saúde mental [36]. Geralmente, a saúde mental e a qualidade de vida relacionada à saúde dos marítimos são ruins [37]. Além disso, problemas de saúde mental, como depressão e ansiedade, são reconhecidos como problemas de saúde [38]. Atualmente, há pesquisas limitadas sobre exposições ocupacionais e saúde mental entre marítimos internacionais [39]. Diferentes factores, incluindo meses ou anos longe de casa e a solidão, podem desencadear ansiedade e depressão e, para alguns marítimos, até suicídio [19]. Nosso estudo mostrou que aproximadamente 37% e 30% dos marítimos de carga apresentavam depressão e ansiedade leves, moderadas ou graves. Utilizando as mesmas ferramentas de rastreio para avaliar a depressão e a ansiedade, um estudo relatou que cerca de 25% e 17% tinham pontuações que sugeriam depressão e ansiedade, respetivamente, entre marítimos internacionais [39]. Num outro estudo sobre marítimos chineses, quase metade sofria de depressão ligeira a grave [40]. A nossa investigação também proporcionou uma maior compreensão dos riscos psicossociais para a saúde entre os marítimos internacionais, incluindo os filipinos.

Nosso estudo sugeriu que trabalhar por 10 anos ou menos como marítimo de carga provavelmente aumentará os riscos de desenvolver depressão ou ansiedade, o que pode ser atribuído ao não estar acostumado com as rotinas de trabalho ou ao afastamento da família. No entanto, longos anos contínuos de separação, pressão de tempo e longos dias de trabalho com poucas oportunidades de comunicação e sentimentos de isolamento social foram relatados em estudos anteriores como contribuindo para o impacto prejudicial e a degradação da saúde mental dos marítimos, incluindo ansiedade e depressão [ 19, 59–63]. No entanto, mais estudos são necessários para apoiar os resultados da nossa pesquisa.

# CAPÍTULO 6
# CONCLUSÃO

# CONCLUSÃO

Este estudo documenta que a exposição diária às redes sociais por > 2 horas pode aumentar o risco de ansiedade e depressão entre os marítimos de carga. Além disso, é mais provável que ocorra suscetibilidade ao aumento do risco de depressão e ansiedade entre marítimos de carga com dez anos ou menos de experiência. No entanto, ser um marítimo de carga católico pode sugerir estar protegido do risco de ansiedade e depressão. Este estudo também mostrou que são esperados diferentes níveis de ansiedade e depressão entre os marítimos de carga. Por último, os nossos resultados forneceram informações que podem ser úteis para grupos de apoio a marítimos. Considerando a quantidade de tempo gasto pela maioria dos marítimos nas redes sociais, isto também pode servir como uma via potencial para divulgar informações sobre saúde e promover o bem-estar mental.

**Limitações do Estudo**

1. O tamanho da amostra era pequeno.

2. Menos tempo de conclusão.

3. Outros métodos de estudo podem ser utilizados.

4. Foi utilizada apenas uma técnica de recolha de dados onde o método misto teria tornado o meu trabalho mais forte .

5. Uma área maior pode ser utilizada para o estudo.

**Escopo para o futuro**

1. O estudo pode ser feito em uma amostra ampla.

2.Outro estudo pode ser realizado com outra faixa etária.

3. Podem ser estudadas diferentes disciplinas de diferentes áreas e faixas etárias. 4.Mais tempo de conclusão.

# CAPÍTULO 7
# REFERÊNCIAS

1. Junianto E, Rachman R. Implementação de modelo de mineração de texto para detecção de emoções em comentários de mídia social usando otimização de enxame de partículas e classificador Bayes ingênuo. 2019 7ª Conferência Internacional sobre Gerenciamento de Serviços Cibernéticos e de TI (CITSM). 2019, doi : 10.1109/citsm47753.2019.8965382.

2. Davis S. Objetificação, sexualização e deturpação: mídias sociais e a experiência universitária. Mídias Sociais + Sociedade. 2018; 4(3): 205630511878672, doi : 10.1177/2056305118786727.

3. Best P, Manktelow R, Taylor B. Comunicação online, mídias sociais e bem-estar do adolescente: uma revisão narrativa sistemática. Serviços Infanto-Juvenis Rev. 2014; 41:27–36,

4. Seabrook EM, Kern ML, Rickard NS. Sites de redes sociais, depressão e ansiedade: uma revisão sistemática. JMIR Mente Saúde. 2016; 3(4): e50, doi : 10.2196/mental.5842, indexado em Pubmed : 27881357.

5. Sepanlou SG, Parsaeian M, Krohn KJ, et al. Anos de Vida Ajustados por Incapacidade (DALYs) para 315 Doenças e Lesões e Expectativa de Vida Saudável (HALE) no Irã e seus Países Vizinhos , 1990-2015: Resultados do Estudo de Carga Global de Doenças 2015. Arch Iran Med. 20(7): 403–418, indexado em Pubmed : 28745902.

6. Stansfeld S. Capítulo 2: Transtornos mentais comuns. Saúde mental e bem-estar na Inglaterra: pesquisa de morbidade psiquiátrica em adultos. 2014 2016.

7. Cramer S. Statusofmind : Mídias Sociais e Saúde Mental e Bem-Estar dos Jovens. na Reunião Anual e Expo 2018 da APHA (10 a 14 de novembro). 2018. Associação Americana de Saúde Pública.

8. Thibaut F. Transtornos de ansiedade: uma revisão da literatura atual. Diálogos Clin Neurosci . 2017; 19(2): 87–88, indexado em Pubmed : 28867933.

9. Gore F, Bloem P, Patton G, et al. Carga global de doenças em jovens de 10 a 24 anos: uma análise sistemática. Lanceta. 2011; 377(9783): 2093–2102, doi : 10.1016/s0140-6736(11)60512-6.

10. Hetrick SE, Cox GR, Witt KG, et al. Intervenções baseadas em terapia cognitivo-comportamental (TCC), TCC de terceira onda e terapia interpessoal (TIP) para prevenção da depressão em crianças e adolescentes - aromas. 2016(8): CD003380, doi : 10.1002 / 14651858.CD003380.pub4, indexado em Pubmed:27501438.

11. Morgan C, Webb RT, Carr MJ, et al. Incidência, manejo clínico,

e risco de mortalidade por automutilação entre crianças e adolescentes - aromas: estudo de coorte na atenção primária. BMJ. 2017; 359: j4351, doi : 10.1136/ bmj.j 4351, indexado em Pubmed : 29046278.

12. Greenberg PE, Fournier AA, Sisitsky T, et al. A carga econômica de adultos com transtorno depressivo maior nos Estados Unidos (2005 e 2010). J Clin Psiquiatria. 2015; 76(2): 155–162, doi : 10.4088/JCP.14m09298, indexado em Pubmed : 25742202.

13. Hoffman DL, Dukes EM, Wittchen HU. Carga humana e econômica do transtorno de ansiedade generalizada. Ansiedade Depressão. 2008; 25(1): 72–90, doi : 10.1002/da.20257, indexado em Pubmed : 17146763.

14. Birnbaum HG, Kessler RC, Kelley D, et al. Carga do empregador com transtorno depressivo maior leve, moderado e grave: utilização e custos de serviços de saúde mental e desempenho no trabalho. Ansiedade Depressão. 2010; 27(1): 78–89, doi : 10.1002/da.20580, indexado em Pubmed : 19569060.

15. Saveanu RV, Nemeroff CB. Etiologia da depressão: fatores genéticos e ambientais. Psiquiatra Clin North Am. 2012; 35(1): 51–71, doi : 10.1016/j.psc.2011.12.001, indexado em Pubmed : 22370490.

16. Ramírez SZ. Medos e Transtornos de Ansiedade, em Nas necessidades das crianças III: Desenvolvimento, prevenção e intervenção, G. Bear e K. Minke, Ed. Associação Nacional de Psicólogos Escolares, Washington, DC 2006: 267–279.

17. Oldenburg M, Herzog J, Harth V. Mortes de marinheiros no mar: um estudo de mortalidade alemão. Occup Med ( Londres ). 2016; 66(2): 135–137, doi : 10.1093/ occmed /kqv153, indexado em Pubmed : 26409049.

18. Mellbye A, Carter T. Depressão e suicídio dos marítimos. Int Marit Saúde. 2017; 68(2): 108–114, doi : 10.5603/IMH.2017.0020, indexado em Pubmed : 28660614.

19. Iversen RTB. A saúde mental dos marítimos. Int Marit Saúde. 2012; 63(2): 78–89, indexado em Pubmed : 22972547.

20. Abaya AR, Roldan S, Ongchangco JC, et al. Taxas de repatriação em marítimos filipinos: um estudo de cinco anos de 6.759 casos. Int Marit Saúde. 2015; 66(4): 189–195, doi : 10.5603/IMH.2015.0038, indexado em Pubmed : 26726888.

21. Roberts SE, Jaremin B, Chalasani P, et al. Suicídios entre marítimos na navegação mercante do Reino Unido, 1919-2005. Occup Med ( Londres ). 2010;

22. Baharudin B, Lee L, Khan K. Uma revisão de algoritmos de aprendizado de máquina para classificação de documentos de texto. J Avança Tecnologia de Informação 2010; 1(1), doi : 10.4304/jait.1.1.4-20.

23. Maras D, Flament MF, Murray M, et al. O tempo de tela está associado com depressão e ansiedade em jovens canadenses. Anterior Med. 2015; 73: 133–138, doi : 10.1016/j.ypmed.2015.01.029, indexado em Pubmed : 25657166.

24. Li X, Buxton OM, Lee S, et al. O sono medeia a associação entre o tempo de tela do adolescente e os sintomas depressivos. Med do Sono 2019; 57: 51–60, doi : 10.1016/j.sleep.2019.01.029, indexado em Pubmed : 30897456.

25. Bottino SM, Bottino CMC, Regina CG, et al. Cyberbullying e saúde mental adolescente : revisão sistemática. Cad Saúde Pública. 2015; 31(3): 463–475, doi : 10.1590/0102-311x00036114, indexado em Pubmed : 25859714.

26. Koenig H, McCullough M, Larson D. Manual de Religião e Saúde. Imprensa da Universidade de Oxford, Nova York. 2001, doi :10.1093/ acprof:oso /9780195118667.001.0001.

27. Spitzer RL, Kroenke K, Williams JBW, et al. Uma breve medida para avaliar o transtorno de ansiedade generalizada : o GAD-7. Arquiestagiário Med. 2006; 166(10): 1092–1097, doi: 10.1001/archinte.166.10.1092, indexado no Pubmed: 16717171.

28. Kroenke K, Spitzer RL, Williams JB. O PHQ-9: validade de uma medida de gravidade da depressão breve. J Gen Estagiário Med. 2001; 16(9): 606–613, doi : 10.1046/j.1525-1497. 2001.016009606.x , indexado no Pubmed : 11556941.

29. Kroenke K, Wu J, Yu Z, et al. Escala de ansiedade e depressão do questionário de saúde do paciente: validação inicial em três ensaios clínicos. Psicosom Med. 2016; 78(6): 716–727, doi : 10.1097/PSY.0000000000000322, indexado em Pubmed : 27187854.

30. McNutt LA, Wu C, Xue X, et al. Estimar o risco relativo em estudos de coorte e ensaios clínicos de resultados comuns. Sou J Epidemiol . 2003; 157(10): 940–943, doi : 10.1093/ aje /kwg074, indexado em Pubmed : 12746247.

31. Spiegelman D, Hertzmark E. Cálculos fáceis do SAS para taxas e diferenças de risco ou prevalência . Sou J Epidemiol . 2005; 162(3): 199–200, doi : 10.1093/ aje /kwi188, indexado em Pubmed : 15987728.

32. Tamhane AR, Westfall AO, Burkholder GA, et al. Razão de probabilidade de prevalência versus razão de prevalência: a escolha traz consequências. Estatística Med. 2016; 35(30): 5730–5735, doi : 10.1002/sim.7059, indexado em Pubmed : 27460748.

33. Zou G. Uma abordagem de regressão de Poisson modificada para estudos prospectivos - morre com dados binários. Sou J Epidemiol . 2004; 159(7): 702–706, doi : 10.1093/ aje /kwh090, indexado em Pubmed : 15033648.

34. Taylor RR, Jason LA, Jahn SC. Fadiga crônica e características sociodemográficas como preditores de transtornos psiquiátricos em amostra comunitária . Psicosom Med. 2003; 65(5): 896–901, doi : 10.1097/01.psy.0000088580.28749.7f, indexado em Pubmed : 14508038.

35. Solomou I, Constantinidou F. Prevalência e preditores de sintomas de ansiedade e depressão durante a pandemia de COVID-19 e cumprimento de medidas de precaução: idade e sexo importam. Int J Environ Res Saúde Pública. 2020; 17(14), doi : 10.3390/ijerph17144924, indexado em Pubmed : 32650522.

36. Jeżewska M, Leszczyńska I, Jaremin B. Estresse relacionado ao trabalho no sêmen. Int Marit Saúde. 2006; 57(1-4): 66–75, indexado em Pubmed : 17312695.

37. Hjarnoe L, Leppin A. Promoção da saúde no ambiente marítimo dinamarquês: desafios e possibilidades para mudar o comportamento do estilo de vida e a saúde entre os marítimos. BMC Saúde Pública. 2013; 13: 1165, doi:10.1186/1471-2458-13-1165, indexado em Pubmed : 24330425.

38. Carter T, Schreiner A. Livro didático de medicina marítima. norueguês

Centro de Medicina Marítima, Bergen 2013.

39. Lefkowitz RY, Slade MD. Estudo de saúde mental de marítimos. Marinheiros da ITF

Trust e Universidade de Yale: ITF House, 49-60 Borough Road, Londres

SE1 1DR, Reino Unido 2019.

40. Xiao J, Huang B, Shen H, et al. Associação entre apoio social

e qualidade de vida relacionada à saúde entre marítimos chineses: um estudo transversal. PLoS Um. 2017; 12(11): e0187275, doi : 10.1371/ journal.pone.0187275 , indexado em Pubmed : 29176809.

41. Kim HHS. O impacto das redes sociais online no bem-estar psicológico dos adolescentes (BM): uma análise em nível populacional de crianças coreanas em idade escolar. Int J Adolescência Juventude. 2017; 22(3): 364–376, doi : 10.1080/02673843.2016.1197135.

42. Hunt M, Marx R, Lipson C, et al. Chega de FOMO: Limitar as mídias sociais diminui a solidão e a depressão. J Psicologia Clínica Social. 2018; 37(10): 751–768, doi : 10.1521/jscp.2018.37.10.751.

43. Banjanin N, Banjanin N, Dimitrijevic I, et al. Relação entre uso da internet e depressão: Foco nas oscilações fisiológicas do humor , redes sociais e comportamento viciante online . Comportamento Humano em Computadores . 2015; 43: 308–312, doi : 10.1016/j. cap.2014.11.013.

44. Barry CT, Sidoti CL, Briggs SM, et al. Uso de mídias sociais por adolescentes e saúde mental na perspectiva de adolescentes e pais. J Adolescente . 2017; 61: 1–11, doi : 10.1016/j.adolescência.2017.08.005, indexado em Pubmed : 28886571.

45. Pantic I, Damjanovic A, Todorovic J, et al. Associação entre redes sociais online e depressão em estudantes do ensino médio: ponto de vista da fisiologia comportamental . Psiquiatra Danúbio . 2012; 24(1): 90–93, indexado em Pubmed : 22447092.

46. Woods HC, Scott H. #Sleepyteens: O uso de mídias sociais na adolescência está associado à má qualidade do sono, ansiedade, depressão e baixa autoestima. J Adolescente . 2016; 51: 41–49, doi : 10.1016/ j.adolescen - ce.2016.05.008, indexado em Pubmed : 27294324.

47. Jelenchick LA, Eickhoff JC, Moreno MA. "Depressão no Facebook?" uso de sites de redes sociais e depressão em adolescentes mais velhos. J Saúde do Adolescente . 2013; 52(1): 128–130, doi : 10.1016/ j.jadohe - alth.2012.05.008, indexado em Pubmed : 23260846.

48. Escola Andreassen C, Billieux J, Griffiths MD, et al. A relação entre o uso viciante de mídias sociais e videogames e sintomas de transtornos psiquiátricos: um estudo transversal em larga escala. Comportamento de viciado em psicologia . 2016; 30(2): 252–262, doi : 10.1037/adb0000160, indexado em Pubmed : 26999354.

49. Mauri M, Cipresso P, Balgera A, et al. Por que o Facebook faz tanto sucesso? As medidas psicofisiológicas descrevem um estado de fluxo central durante o uso do Facebook. Ciberpsicologia Comportamento Soc Netw . 2011; 14(12): 723–731, doi : 10.1089/cyber.2010.0377, indexado em Pubmed : 21879884.

50. Chou HTG, Edge N. "Eles são mais felizes e têm vidas melhores do que eu": a influência do uso do Facebook nas percepções da vida dos outros. Ciberpsicologia Comportamento Soc Netw . 2012; 15(2): 117–121, doi : 10.1089/cyber.2011.0324, indexado em Pubmed : 22165917.

51. Vannucci A, Flannery KM, Ohannessian CM. Uso de mídias sociais e ansiedade em adultos emergentes. J Transtorno Afetivo . 2017; 207:

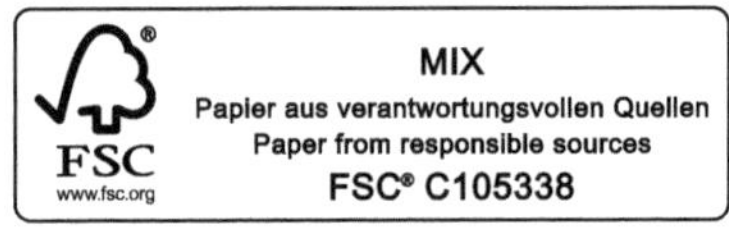


Printed by Books on Demand GmbH, Norderstedt / Germany